DE

L'HUILE DE FOIE DE MORUE

ET DU MÉLANGE

de tributyrine et de valéro-chlorhydro-iodhydrine, considéré comme synergique de l'huile de foie de morue.

PAR

G. BRUEL, Pharmacien de 1re classe.

LILLE

IMPRIMERIE LEFEBVRE-DUCROCQ

Rue de Tournai, 88.

1883

COMMENT AGIT L'HUILE DE FOIE DE MORUE

Voilà bien longtemps que l'on discute sur les principes actifs de l'huile de foie de morue.

Son action reconstituante et fondante est si évidente, et ce médicament si repoussant, qu'il est nécessaire de déterminer ces principes.

Les uns attribuaient toute l'action à l'iode ; mais si l'on compare l'action de l'huile à celle de l'iodure de potassium, on trouve une différence marquée, l'huile étant un reconstituant et l'iodure étant tout l'opposé.

Certains ont attribué les effets reconstituants au phosphore. Mais alors pourquoi certains corps qui contiennent plus de phosphore et de phosphates que l'huile de foie de morue, sont-ils inférieurs à cette huile ?

D'autres enfin l'ont envisagée au point de vue de la propylamine. Nous verrons combien cette opinion est peu fondée, en traitant de la propylamine contenue dans l'huile de foie de morue.

Presque tous les médecins la considèrent comme un aliment respiratoire.

Même en admettant cette opinion, comment expliquer l'effet reconstituant ?

On a constaté que sur 100 sujets soumis à l'huile de foie de morue 70 augmentent de poids, et que les autres maigrissent. Les doses moyennes d'huile de foie de morue sont de 2 à 4 cuillerées par jour, soit 30 à 60 grammes.

Peut-on admettre que cette très minime quantité de corps gras puisse produire, à très bref délai, une augmentation sensible du poids du corps ?

Ce qui tendrait pourtant à donner raison à cette opinion, c'est que les personnes qui ne digèrent pas l'huile de foie de morue maigrissent.

Tous ces faits qui semblent vérifier cette manière de voir, me serviront à démontrer l'opinion contraire et à déterminer quels sont les corps qui font de l'huile de foie de morue un médicament reconstituant et résolutif.

II°

COMPOSITION DE L'HUILE DE FOIE DE MORUE

L'huile de foie de morue contient d'après les analyses de Jongh :

1° DES CORPS GRAS ;
2° DES ACIDES GRAS LIBRES ;
3° DES MATIERES BILIAIRES ;
4° DES PRINCIPES MINÉRAUX ;
5° UNE SUBSTANCE INCONNUE *GUADINE* ;
6° DES PRINCIPES ODORANTS.

Des chimistes crurent reconnaître l'odeur de la propylamine. Nous allons examiner l'action des corps qui composent l'huile de foie de morue et nous verrons quels sont ceux qui expliquent son action.

1° CORPS GRAS

Les corps gras contenus dans l'huile de foie de morue sont :

LA BUTYRINE ;
L'OLÉINE ;
LA MARGARINE.

Certains pensent qu'il faut admettre aussi la présence de la Valérine ou Phocénine, principe qui distingue les huiles de poisson des autres huiles.

Les corps gras sont des aliments respiratoires. Considérés comme tels, tous les corps gras devraient produire à volume égal des effets analogues suivant qu'ils sont liquides ou solides.

Les huiles d'olives, d'amandes douces, d'œillette, etc., qui sont surtout composées d'oléine et de margarine, devraient produire le même effet que l'huile de foie de morue.

La graisse de porc, le même effet que le beurre.

Il n'en est pas ainsi :

L'huile de foie de morue contient de la *butyrine*, les autres huiles n'en contiennent pas.

Le beurre contient de la *butyrine*, la graisse de porc n'en contient pas.

La graisse et les huiles d'olive, d'œillette, etc., sont données comme aliments.

Le beurre est donné comme aliment, et souvent comme médicament ;

L'huile de foie de morue comme médicament.

Nous le voyons, dans ces corps gras, ce qui distingue les médicaments des aliments, c'est la présence de la *butyrine*. Nous allons prouver que la *butyrine* est en effet le corps gras de l'huile de foie de morue et du beurre qui donne à ces deux corps leurs propriétés médicinales, ou plutôt une partie de leurs propriétés.

Butyrine.

La butyrine est un corps gras, liquide, incolore, odorant et amer. C'est l'éther tri-butyrique de la glycérine, et son nom chimique est tri-butyrine.

Digéré, ce corps gras possède toutes les propriétés de l'acide butyrique libre, puisque tout corps gras est dédoublé par le suc pancréatique en acide et en glycérine.

L'acide butyrique est l'homologue inférieur de l'acide valérianique ; comme lui, il est un excitant de la circulation et un tonique des centres nerveux.

Produisant une excitation de la circulation, la butyrine doit stimuler les fonctions digestives, augmenter les sécrétions des glandes du tube digestif et par cela même faciliter la digestion des corps auxquels elle est mêlée. Cela explique pourquoi l'huile de foie de morue est la plus digestible des huiles, et le beurre, le plus digestible des corps gras solides'.

Etant de facile digestion, ces corps gras excitants peuvent être donnés en quantités suffisantes pour produire un stimulus capable d'effets antistrumeux et reconstituants, sans produire d'indigestion.

Nous voyons que sous l'influence de l'huile de foie de morue et du beurre, le malade a bon appétit, digère le beurre et l'huile de foie de morue et grâce à eux fait son profit de tous les aliments ingérés. 30 o/° au contraire ne digèrent pas l'huile et le beurre, ont des indigestions par leur fait, de la diarrhée et de véritables purgations ; l'estomac est bouleversé, les aliments non digérés et le poids du corps diminue par défaut de nourriture.

Tout le monde sait que l'huile de foie de morue est donnée aux personnes scrofuleuses, cachectiques et phtisiques ; mais ce que l'on ne sait pas, c'est que le beurre peut lutter avec l'huile de foie de morue et sans trop de désavantage.

Les Japonais donnent, de temps immémorial, des boulettes de beurre salé à leurs phtisiques.

Les Tartares, du lait de jument fermenté connu sous le nom de *Koumis* et contenant beaucoup d'acide butyrique et d'acide lactique.

Trousseau donnait le beurre, mélangé à des iodures, chlorures et bromures aux enfants lymphatiques, scrofuleux et cachectiques. Les tartines de Trousseau étaient une imitation de l'huile de foie de morue plus iodée que celle de nature.

Un exemple concluant prouvera les différences qui existent entre les divers corps gras au point de vue stimulant.

Les méridionaux, à système nerveux très excitable, préparent leurs aliments avec de la graisse et de l'huile . . . . pas de butyrine.

Les hommes du Nord et des pays montagneux, à système nerveux peu excitable, préparent leurs aliments avec du beurre . . . . butyrine.

Les Esquimaux et autres habitants des régions circumpolaires préparent leurs aliments avec de l'huile de poisson . . . . valérine.

2° ACIDES LIBRES

L'huile de foie de morue contient des acides libres :

L'ACIDE BUTYRIQUE ;

L'ACIDE ACÉTIQUE, ETC.

Quand l'huile est bien supportée, ces acides activent la digestion stomacale en augmentant l'action de la pepsine.

Ces acides ne sont pas essentiels, et peuvent être facilement remplacés dans l'alimentation.

3° PRINCIPES BILIAIRES

L'huile de foie de morue contient des principes biliaires en proportion variable, suivant qu'elle est blanche, blonde ou brune, l'huile n'étant colorée que par ces principes.

D'après Jongh, elle contient :

LA BILIFULVINE ;

L'ACIDE FELLINIQUE ;

L'ACIDE BIFELLINIQUE.

Leur utilité comme amers est contestable ; et ils n'expliquent en aucune façon l'action de l'huile.

4° GUADINE

Composition et propriétés inconnues.

5° PRINCIPES MINÉRAUX

Les principes minéraux utiles sont ceux qui peuvent expliquer l'action reconstituante et fondante de l'huile de foie de morue.

L'iode, le chlore et le phosphore sont dans ce cas.

L'iode surtout est essentiel, le chlore et le phosphore étant abondamment distribués dans l'alimentation.

L'huile de foie de morue blonde des pharmacies, appelée brune par Jongh, contient d'après ce chimiste 0 gr. 40 d'iode métallique par litre.

Cette quantité d'iode suffirait presque pour expliquer l'action nettement fondante de l'huile de foie de morue employée pendant un temps long et à doses de 2 à 4 cuillerées par jour.

6° PROPYLAMINE

La propylamine contenue dans l'huile de foie de morue est un produit accidentel qui ne peut en aucune façon être classé parmi les principes actifs de cette huile.

En effet, si nous prenons les trois variétés d'huile de foie de morue,

La blonde de Jongh. .   .   Blanche naturelle des pharm[ens].
La brune. .   .   .   .   .   Blonde.
La noire .   .   .   .   .   Brune.

Nous remarquons au point de vue médical, une action antistrumeuse égale ponr la première et la dernière et maximum pour la brune.

Une action reconstituante maximum pour la blonde et la brune.

On attribue à l'huile de foie de morue noire, une action sur les bronches analogues à celle produite par les balsamiques.

Au point de vue médical, ce sont donc la blonde et la brune (blanche et blonde naturelles des pharmacies) qui sont surtout précieuses et doivent être employées.

Au point de vue physique :

La blonde est jaune citrin, peu odorante, ayant néanmoins une faible odeur de poisson. Sa saveur est peu marquée, elle contient peu de principes biliaires, ce qui explique sa faible coloration et le manque d'amertume. Elle ne contient pas de *propylamine*.

La brune a une couleur rougeâtre, une odeur de poisson et une saveur âcre et amère. Elle contient des principes biliaires et une matière alcaline d'odeur forte, repoussante et légèrement ammoniacale. 200 centimètres cubes d'huile de foie de morue, traités par 100 grammes de potasse caustique et maintenus à l'ébullition pendant 2 heures, ont dégagé un gaz alcalin qui a saturé 0,023 d'acide sulfurique monohydraté.

En admettant que tout ce gaz alcalin est entièrement formé de propylamine, 1 litre d'huile de foie de morue brune contient 0 gr. 15 de propylamine.

La noire est rouge brun, son odeur est nauséabonde et sent le poisson pourri ; sa saveur est âcre et amère. Elle contient beaucoup de principes biliaires qui lui communiquent une fluorescence verte. 200 centimètres cubes d'huile noire, traités par 100 gr. de potasse caustique, ont dégagé, après avoir été maintenus 2 heures en ébullition, un gaz alcalin qui a saturé 0,05 d'acide sulfurique monohydraté.

1 litre d'huile de foie de morue noire contient 0 gr. 30 de propylamine.

Si, maintenant, nous examinons les procédés d'extraction de ces diverses huiles nous voyons que les foies de morue sont entassés dans des tonneaux à fonds criblés et exposés au soleil.

La première huile qui s'écoule est jaune citrin : c'est *l'huile blonde*.

Les foies commencent à s'affaisser et la putréfaction se produit. L'huile qui s'écoule est rouge : c'est *l'huile brune*.

La putréfaction devient complète, l'huile qui s'écoule est brunâtre par suite du mélange des matières contenues dans la vésicule biliaire avec l'huile qui s'écoule : c'est *l'huile noire*.

Tant que la putréfaction n'est pas commencée, la propylamine est absente. Elle se produit et augmente avec la putréfaction. Cet alcali organique doit donc se trouver en quantités très variables dans les diverses huiles brunes et noires, et il serait impossible de donner même une moyenne des quantités de propylamine que contiennent ces huiles.

La propylamine n'est donc, ainsi que nous le disions plus haut, qu'un produit accidentel. Ses quantités sont tellement variables, que l'on ne peut compter sur cet agent.

L'huile de foie de morue a une action reconstituante et antistrumeuse tellement évidente et constante, malgré l'absence ou l'abondance de propylamine, que l'aide thérapeutique de ce produit peut être considérée comme nulle. Son action serait du reste contraire à l'action reconstituante, puisque la propylamine est un hyposténisant du système artériel, un stimulant de la sécrétion sudorale et un diurétique.

III°

PRINCIPES ACTIFS DE L'HUILE DE FOIE DE MORUE

De l'examen des divers principes de l'huile de foie de morue, nous croyons pouvoir tirer les conclusions suivantes :

1° L'huile de foie de morue est active par la butyrine, par l'iode et peut-être par la *valérine ou phocénine*.

Tous les autres corps qui la composent, augmentent, sans utilité, la masse du médicament à absorber. L'odeur de rance qui lui est donnée par l'acide butyrique, libre, jointe à celle de poisson, ne peuvent que rebuter l'estomac.

2° Tout médicament qui renfermera sous un faible volume, la même quantité de butyrine et d iode que 100 centimètres cubes d'huile de foie de morue, produira un effet reconstituant et fondant analogue et aura sur l'huile de foie de morue l'avantage de ne pas rebuter l'estomac et d'être toujours digéré.

Avec ce médicament les 30 % d'insuccès n'existeront plus.

Nous allons examiner quel est le médicament qui pourra remplir de semblables conditions.

Du mode d'action de l'huile de foie de morue et de la valérochlorhydro iodhydrine.

L'huile de foie de morue est un médicament *trophique*. Elle relève la nutrition des centres nerveux, et par cela même contribue pour une large part à exciter et à régulariser la circulation.

Du fonctionnement régulier de la circulation générale nous devons admettre, comme résultat possible, un nouvel état de l'économie peu favorable au développement des tissus anormaux et une assimilation régulière ; autant de circonstances qui mettent les tissus normaux dans toutes les conditions voulues pour la régénération de leurs éléments anatomiques.

Telle doit être l'action de l'huile de foie de morue.

D'un autre côté, la résolution des tissus anormaux se produit par l'action de l'iode qui, à l'encontre des corps gras excitants de l'huile de foie de morue, est un *dystrophique*.

Dans l'huile de foie de morue, nous remarquons deux actions :

1° Action de rénovation produite par l'effet des corps gras excitants et toniques des centres nerveux.......... ....
. ... *action trophique*.

2° Action de destruction produite par l'iode. ....
.... *action dystrophique*.

Ces actions sont combinées de telle façon, que l'action dystrophique se produisant, le corps se reconstitue et gagne en poids quand même.

Ainsi donc, le médicament qui remplacera l'huile de foie de morue devra jouir de ces deux actions combinées dans des rapports analogues.

Le tonique des centres nerveux le plus accentué est l'acide valérianique.

Un corps gras ou éther de la glycérine, qui contiendra l'acide valérianique en même temps que l'iode, servira de base à notre préparation.

A cet effet, nous avons préparé par synthèse un nouveau corps gras iodé, liquide, volatil, incolore, à odeur de fromage pourri, ayant pour formule :

$$C^{16}H^{14}ClIO^4 \text{ ou } C^8H^{14}ClIO^2$$

c'est la valéro chlorhydro iodhydrine.

Ce corps mousse par l'agitation et produit sur le papier une tâche persistante, à la façon des huiles.

100 gr. de valéro chlorhydro iodhydrine contiennent :

  41 gr. 707 d'iode métallique,
  33 » 49 d'acide valérianique,
  11 » 49 de chlore.

La proportion d'iode étant trop forte par rapport à celle de l'acide valérianique, nous avons mélangé ce corps à son poids de tri-butyrine.

100 gr. de ce mélange de corps gras contiennent :

20 gr. 853 d'iode métallique,
16 » 74 d'acide valérianique,
5 » 54 de chlore,
43 » 7 d'acide butyrique.

Nous avons introduit ce mélange dans des capsulines de gélatine contenant chacune 0 gr. 15 centig. de ce produit.

Chaque capsule contient :

Iode.................. 0 gr. 0312
Chlore................ 0 » 0087
Acide valérianique..... 0 » 0251
Acide butyrique....... 0 » 0655

Et comme corps gras excitants et toniques :

0 gr. 075 de valéro chlorhydro iodhydrine,
0 » 075 de tributyrine.

Chaque capsule représente comme iode : 80 gr. d'huile de foie de morue, 0 gr. 042 d'iodure de potassium.

Une cuillerée à bouche de sirop de raifort iodé.

Une cuillerée à bouche de sirop iodo tannique.

Une cuillerée à bouche et demie de sirop d'iodure d'amidon.

Comme action trophique,

Chaque capsule représente 20 gr. d'huile de foie de morue.

Action et mode d'Emploi.

Ces capsules que nous avons nommées :

Capsules butyro-valériques (chloro-Iodées)

pour éviter le nom de la valéro chlorhydro iodhydrine qui est trop long et trop difficile à retenir, se prennent à la dose de 2, 4, 6 par jour suivant que le médecin le jugera nécessaire.

Elles ne provoquent aucun mauvais résultat sur l'estomac ; même en été on peut affirmer que tous les malades les tolèrent d'une façon parfaite, ce qui n'a pas lieu pour l'huile de foie de morue et les préparations iodées chez les phtisiques et les enfants.

Prises une demi-heure avant le repas, elles développent un grand appétit, facilitent la digestion des aliments ingérés, et par cela même constituent un médicament reconstituant au premier chef.

Les doses d'iode qu'elles contiennent rendent évident le résultat antistrumeux.

Ces capsules possèdent donc toutes les propriétés de l'huile de foie de morue, sans en avoir les inconvénients.

Paris, le 15 Juin 1883.

BRUEL,

Pharmacien de 1re classe, 10. rue du Faubourg-Montmartre.